正しい手の洗(あら)い方

感染症(かんせんしょう)を防(ふせ)ぐために何よりも大切なことは、手洗(てあら)いです。せっ... ...洗(あら)い、よくすすぐことも重要(じゅうよう)です。手洗(てあら)いについて、くわしくは1巻の38ページを見て... ...

①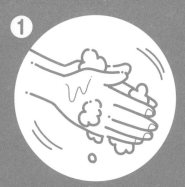
手を水にぬらし、せっけんを泡立(あわだ)てて手のひらを合わせてこする。

②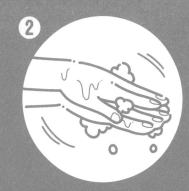
手の甲(こう)にもう一方の手のひらを重ねて、手の甲(こう)を洗(あら)う。手を入れ替えてもう片方(かたほう)も洗(あら)う。

③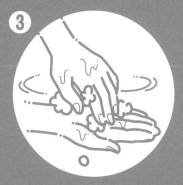
手のひらに片方(かたほう)の指先をあて、くるくる円をかくように指先を洗(あら)う。もう片方(かたほう)の手も洗(あら)う。

④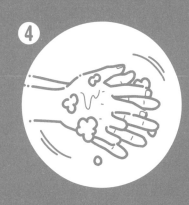
両手の指をくむようにして指の間を洗(あら)う。

⑤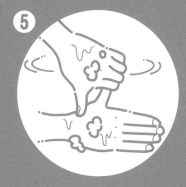
親指を片方(かたほう)の手でにぎり、くるくるとねじり洗(あら)いをする。手を入れ替えて、もう片方(かたほう)も洗(あら)う。

⑥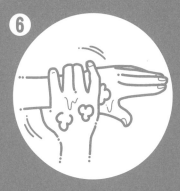
手首をもう一方の手でつかみ、くるくるとねじり洗(あら)いをする。手を入れ替えて、もう片方(かたほう)も洗(あら)う。

⑦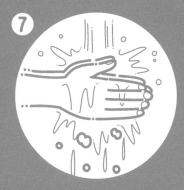
流水(りゅうすい)で（水を流(なが)しながら）手についた泡(あわ)をよく洗(あら)い流(なが)す。

⑧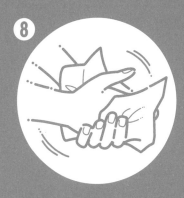
ペーパータオルや清潔(せいけつ)なハンカチ、タオルで、やさしく手の水分をふきとる。

知っておきたい！
新しい生活様式③

自宅での感染予防と新しい生活様式

監修／佐藤昭裕（日本感染症学会専門医）

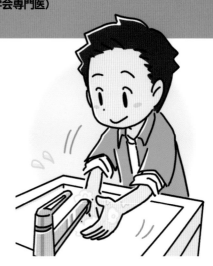

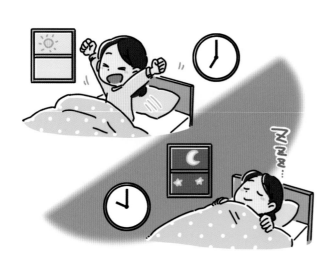

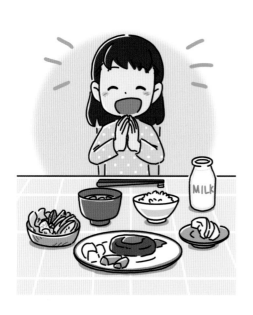

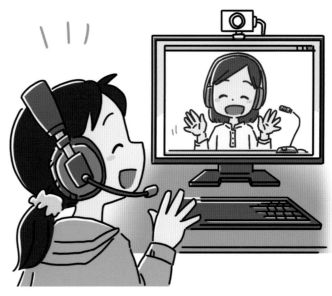

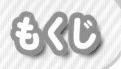

もくじ

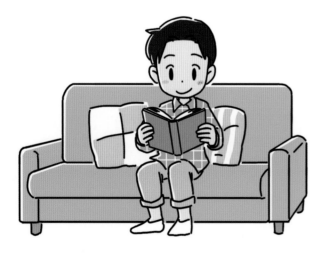

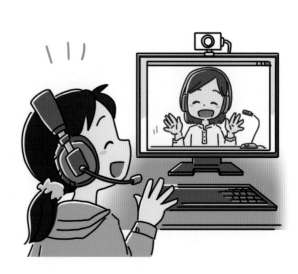

登場人物紹介（とうじょうじん ぶつしょうかい）

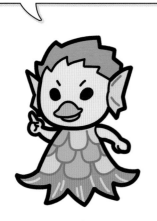

ハロー。ぼく、アマビエくん！「アマビエ」っていう、妖怪（ようかい）の子どもなんだ。妖怪（ようかい）っていっても、こわくないゾ！ ぼくたちは、病気（びょうき）を追（お）いはらう、ありがた〜い妖怪（ようかい）なんだ。えっへん！

アマビエくん

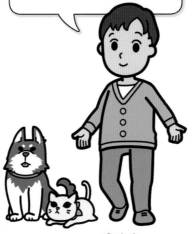

ぼく、やまと、小学4年生。ペットの犬はドラ、ねこはコロっていいます。2ひきと遊（あそ）んでいる時間がとても楽（たの）しいから、おうちですごすのが大好きなんだ。

やまとくん

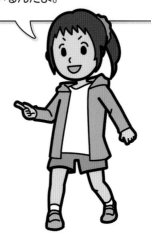

わたしは、はる。小学4年生だよ！好きなことは、食べること‼ だから給食（きゅうしょく）の時間は、いつも楽（たの）しみにしているんだ。外で遊（あそ）ぶのも大好（だい す）き！ 公園にも毎日遊（あそ）びに行（だい）っているんだよ。

はるちゃん

新しい生活様式

ステイホームって、何だろう

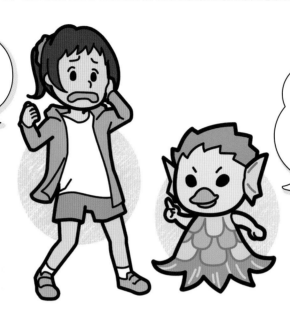

「ステイホーム」といわれていたけど、どういうこと？

「ステイホーム」とは、家ですごすこと。感染症が流行しているときは、家にいることが最も有効な感染防止策になるよ。

! ステイホーム中に気をつけたい3つのポイント

1 外出をひかえる

2020年、新型コロナウイルス感染症が流行して緊急事態宣言が出され、「ステイホーム」という言葉がさかんと聞かれるようになりました。

緊急事態宣言が解除されても、感染症にかからない、うつさないために、不要な外出をできるだけ減らし、自宅ですごすことがすすめられています。

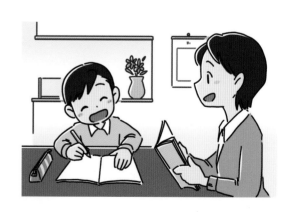

2 手洗いや換気をする

家で家族とすごすときも、手洗いや換気をおろそかにしないようにしましょう。感染症は、だれもがかかる可能性があります。自分や家族のだれかが感染しているかもしれないと考えて、家でも手洗いや換気を十分に行いましょう。帰宅後や食事の前はもちろんですが、ドアや家族みんながさわるスイッチ、リモコンなどをさわったときは、手を洗いましょう。

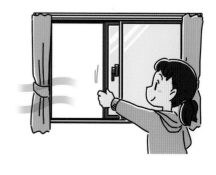

4

3 1日の計画を立てて規則正しくすごす

家ですごす日が続くと、ゲームをやりすぎて夜ふかししてしまうなど、生活のリズムがくずれやすくなります。すいみん不足が続くと、免疫が低下し、感染症にかかるリスクが高まってしまいます。

十分なすいみんと栄養をとり、健康にすごせるよう、1日の計画表を作って規則正しい生活を送りましょう。適度な運動も体と心を健康にしてくれます。

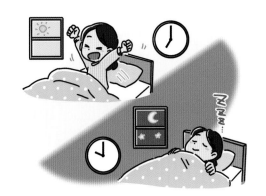

○月○日の計画

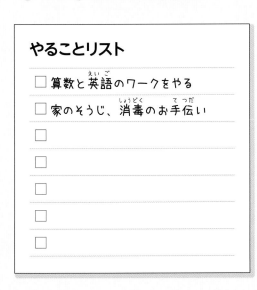

やることリスト

- ☐ 算数と英語のワークをやる
- ☐ 家のそうじ、消毒のお手伝い
- ☐
- ☐
- ☐
- ☐
- ☐

タイムスケジュールの例

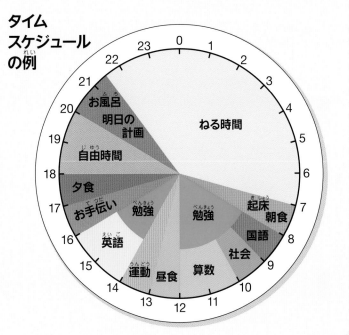

ねる時間 / 起床 / 朝食 / 国語 / 社会 / 算数 / 昼食 / 運動 / 英語 / 勉強 / 勉強 / お手伝い / 夕食 / 自由時間 / 明日の計画 / お風呂

✎ ステイホーム中に自分で気をつけたことや、疑問に思ったことを書こう。

※コピーして使おう。

5

自宅にいて感染予防

自分と家族を守るために

感染が拡大している最中は、家の中に感染源を持ちこまないことが第一です。

もし家族の中に具合が悪い人がいる場合は、他の家族に感染をひろげない対策を行いましょう。手洗いや換気などは、家の中でも常に行う必要があります。そのうえで、さらに気をつけたほうがよいことがあります。

> 感染症では、かかっていても症状がとても軽かったり、症状が出ていなかったりする場合もあるので注意が必要だよ。

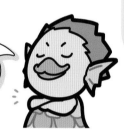

!! 具合が悪いとは!?

- ☐ 熱がある
- ☐ せきやくしゃみが出る
- ☐ のどが痛い
- ☐ 鼻水が出る
- ☐ 体がだるい

この他にも、いつもとちがうと感じたら!

感染拡大中? ──→ いいえ ──→ いつも通りの生活でOK!

> ふだんから、手洗い、換気を行おう!

↓ はい

家族の中に具合が悪い人がいる?

↓ いない

7ページ「家の中に感染源を持ちこまない」対策に加えて、8ページ「感染拡大中の基本」を!

→ いる

8ページ「感染拡大中の基本」に加えて、9ページ「家族の間で感染をひろげない」対策を!

ストップ!

➤ 家の中に感染源を持ちこまない

帰宅後の行動がカギ

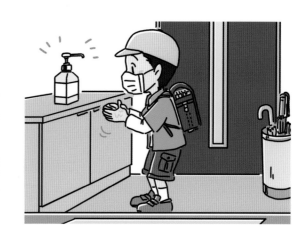

　いくら気をつけているつもりでも、外出したときに手やマスク、カバン、服にウイルスがくっついてしまうことがあります。

　ウイルスを家の中に持ちこまないためには、玄関に消毒液を置いておき、家に入る前に手や持ち物を消毒するといいでしょう。

❗ 家に帰ったらすぐに行うこと

1 マスクを外す

マスクの外側はウイルスがついている可能性が高いので、外すときはひもを持ち、他のところをさわらないようにします。布マスクなどをすぐに洗わない場合は、ひもを玄関のフックにかけておきましょう。

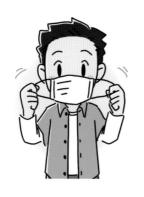

2 手を洗う

せっけんでていねいに手を洗いましょう。玄関に消毒液が置いてある場合は、それを使ってもいいでしょう。その場合も、しっかりと時間をかけ、指先から指の間、手首まで、消毒液がいきわたるようにしましょう。

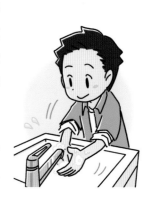

3 着がえる

洗面所などで服をぬぎ、脱衣かごなどに入れましょう。服をぬいだあとにもう一度手を洗うか、消毒をしてから別の服を着ます。外でだれかのくしゃみやせきをあびてしまったときは、シャワーをあびるといいでしょう。

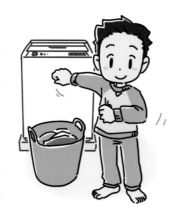

カバンはどうする⁉

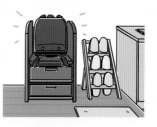

　ランドセルのような革製のカバンは消毒するといたんだり、色が落ちたりするので、玄関の近くに置き、部屋の中に入れないようにしましょう。

感染拡大中の基本

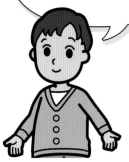

これらをしっかり実行していれば、感染のリスクをおさえられるよ。

手洗いと換気をてっ底しよう

感染が拡大中、家で行いたい対策の基本は、手洗いと換気です。さらに、玄関に消毒液を置き、台所やトイレなどの家族で使うタオルを使い捨てのペーパータオルに変えると、なお安心です。

！気をつけるポイント

☑ こまめな手洗い

外から帰ってきたときだけでなく、ずっと家にいる場合も、せっけんでていねいに手を洗ったほうがよいときがあります。

食事やトイレのあとはもちろんですが、くしゃみやせきをしたときに手でおさえたり、鼻をかんだりしたあとは、手にウイルスがついているかもしれないので、すぐに手を洗います。家の中でも、せきエチケット（※）を忘れないようにしましょう。

☑ 換気をしっかり！

家の中でも換気をしっかりと行いましょう。少なくとも、１時間に５〜10分は、ドアや窓を二か所以上開けて、空気を入れかえる必要があります。

家の中に具合の悪い人がいる場合は、常に換気をし続けるのが理想です。雨の日や冬場などの寒いときも閉めきらず、できるだけ空気を入れかえましょう。

手洗いのタイミング

● 外出から帰ったら　● トイレのあと
● 食事の前
● せきやくしゃみをしたり、鼻をかんだあと

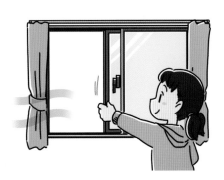

家の中でもずっとマスクをしたほうがいいの？

家族の中に具合の悪い人がいて、その人と同じ部屋ですごすときは、おたがいマスクをつけましょう。具合の悪い人がいないときや、いる場合でも自分の部屋でひとりですごすときは、マスクを外してもかまいません。ただし、どの場合でも換気をしっかり行いましょう。

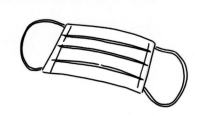

家族の間で感染をひろげない

他の家族にうつさない対策を！

家族に具合の悪い人がいる場合、いっしょに暮らしていると、感染を完全に防ぐことは難しいですが、気をつければリスクを減らすことはできます。規則正しい生活をして、体の健康を保ちながら、感染をひろげない対策に取り組みましょう。

感染しているのに具合が悪くならない無症状の人もいるよ。そういう人からうつるのを防ぐのは難しいけど、ふだんから気をつけておこう。

！気をつけるポイント

☑ 部屋を分ける

具合の悪い人は、他の人と部屋を分け、食事もひとりで食べるようにします。食事を運ぶなどの世話をする人をひとりに決め、その人以外は接しないようにしましょう。

どうしても同じ部屋ですごす場合は、常に窓や戸を二か所以上開け、換気をするようにしましょう。

☑ 共有スペースや家族みんながよく使うものは使用後に消毒する

トイレや洗面所など、家族みんなが使う共有スペースのドアやたなのとびら、電気のスイッチなどは、みんながさわる場所なので、少なくとも1日に1回は消毒をしましょう。また、テレビやエアコンなどのリモコン、パソコン、電話機、テーブルやいすなども、1日1回は消毒をしましょう。

家の中のものの消毒の方法は、10ページを見てね。

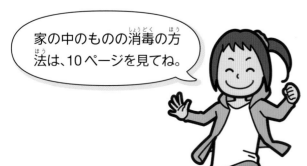

☑ 顔にはさわらない

ウイルスがくっついている手で目をこすったり、鼻や口をさわったりすると、そこから体内にウイルスが入ってしまいます。顔をさわる前に、必ず手を洗いましょう。

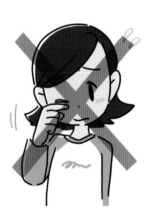

!! 消毒を忘れずに！

- □ テレビやエアコンのリモコン
- □ タブレット・スマートフォン※
- □ ドアノブ
- □ 明かりのスイッチ
- □ テーブルやいす
- □ トイレ
- □ 洗面所

※タブレットやスマートフォンなどの電子機器は、消毒してよいかメーカーに確認しましょう。

9

消毒の方法

手や指の消毒はいつするの？

基本的には、せっけんで手を洗うタイミングといっしょです。外から帰ってきたとき、洗面所へ行って手を洗うまでに、ドアノブやスイッチをさわらなくてはならない場合は、玄関に消毒液を置いて、そこで消毒するとあちこちにウイルスをくっつけずにすみます。

せっけんと水での手洗いか、アルコールでの消毒は、どちらか片方行えば十分です。

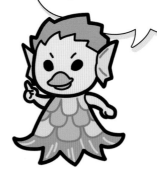

家族に具合の悪い人がいる場合は、玄関以外にも数か所に消毒液を置いて、すぐに消毒できるようにしておこう！

エタノール消毒液の作り方

感染が拡大しているときに消毒液が売り切れていたら、家で作ることができます。

用意するもの

- □ **無水エタノール（99.5vol%以上）か、エタノール（95.1～96.9vol%）**
- □ **精製水**
- □ **スプレー容器** ※ポリエチレン（PE）、ポリプロプレン（PP）、ポリ塩化ビニル（PVC）製のもの。

無水エタノールを使う場合の作り方

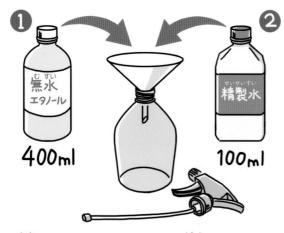

❶ 無水エタノール400mlをスプレー容器に入れる。
❷ 精製水100mlをスプレー容器に加える。
❸ 混ぜたら完成。

エタノールを使う場合の作り方

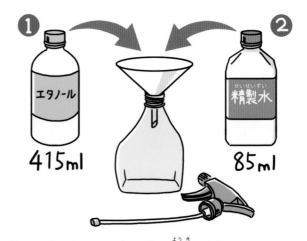

❶ エタノール415mlをスプレー容器に入れる。
❷ 精製水85mlをスプレー容器に加える。
❸ 混ぜたら完成。

手や指を消毒しよう

近くにせっけんや水道がないときは、代わりに消毒液を使って消毒しましょう。

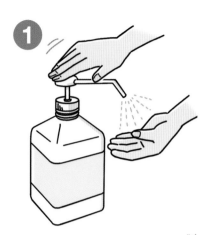

① ポンプを1回、下までおし切った量（約3ml）を手に取ります。作った消毒液の場合は、15〜20秒ほどでかわく量を取りましょう。

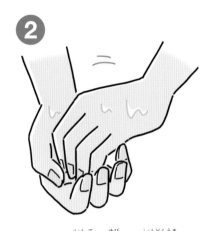

② はじめに、両手の指先に消毒液をつけます。てのひらや手のこうではなく、指先から消毒するのがポイントです。

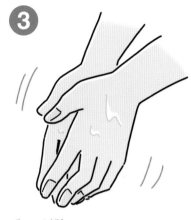

③ 次に、両方のてのひらにもみこむようにして消毒します。

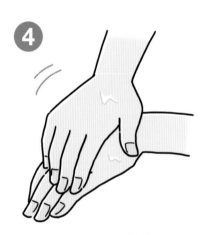

④ てのひらがすんだら、今度は手のこうにもみこむようにして消毒します。

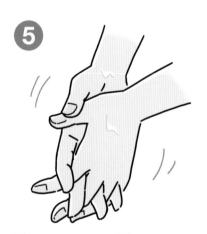

⑤ 指を組むようにして指の間にもみこみ、さらに親指にももみこんで消毒します。

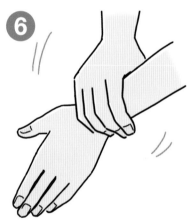

⑥ 最後に両方の手首にもみこみましょう。消毒液が完全にかんそうするまで、よくもみこみます。

エタノール消毒液を使うときの注意とポイント

- 目に入ると大変危険です。目に入った場合、すぐに大量の水で洗い、病院を受診しましょう。
- 引火しやすいので、火の近くでは使用しないでください。
- 革製品やスチロール樹脂製品には使用しないでください。
- まちがえて使用すると人体に有毒なアルコールもあるので、注意して購入しましょう。
- 手にとった消毒液は、手を振ってかわかすのではなく、15〜20秒かけてもみこみましょう。
- 作ってから時間が経つと消毒効果がうすれるので、少量ずつ作りましょう。
- スプレー容器には、エタノール消毒液と書いたラベルをはっておくとよいでしょう。
- 手があれないように、使用後にはハンドクリームで保湿するのがおすすめです。

家の中を消毒するときは

アルコールの消毒液は、手や指だけでなく、ドアノブやリモコンなどの消毒にも使えます。しかし、感染症が流行すると、売り切れてしまうことがあります。そんなとき、アルコールの代わりになるのが次亜塩素酸ナトリウムです。ただし、病院の消毒でも使われているほど強力なので、手や指の消毒には使えないことを覚えておきましょう。

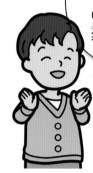

次亜塩素酸ナトリウムの消毒液を使うときは、必ずおうちの人といっしょに行おう。手袋をするのも忘れずにね！

次亜塩素酸ナトリウム消毒液の作り方

アルコール消毒液がないときは、入手しやすいもので消毒液を作ることができます。

用意するもの

□ 塩素系漂白剤　　□ 水道水　　□ ボウル　　□ ビニール手袋　　□ ふきん2枚

作り方　※1回で使い切る量を作りましょう。

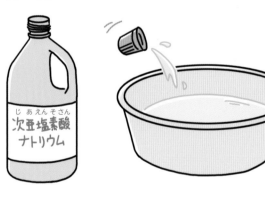

❶ ボウルに500mlの水道水を入れる。
❷ 濃度が0.05％になるよう、塩素系漂白剤（次亜塩素酸ナトリウム）を入れる。
※製品や保存方法によって、次亜塩素酸ナトリウムの濃度は異なります。うすめ方（希釈方法）は、各製品のメーカーのホームページなどを確認してください。

ペットボトルに保存せず、1回ずつ使い切ること。

使う前の注意

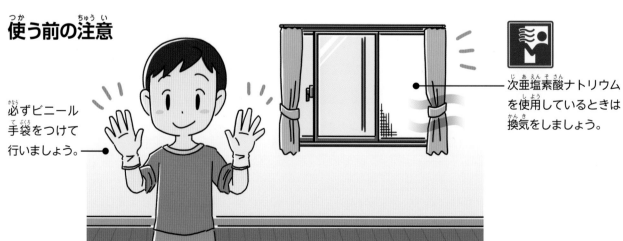

必ずビニール手袋をつけて行いましょう。

次亜塩素酸ナトリウムを使用しているときは換気をしましょう。

12

家の中を消毒しよう

次亜塩素酸ナトリウム消毒液を使って、家の中のものを消毒しましょう。

1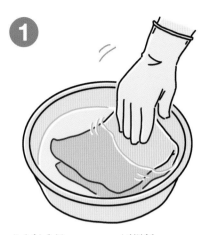

次亜塩素酸ナトリウム消毒液が入っているボウルの中にふきんをひたし、消毒液をしみこませます。

2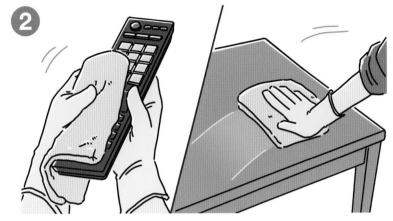

必ずゴムやビニールでできた手袋をして、消毒液にひたしておいたふきんをしぼります。手袋をしたままそのふきんで、リモコンやテーブルの上など、消毒したいところやものをふきましょう。

3

5〜10分おく

②のようにふいたあとは、そのままにしておきます。5〜10分たったら、かわいた清潔な布やペーパータオルなどを使い、消毒したところやものを、もう一度ふきましょう。

 ## 次亜塩素酸ナトリウム消毒液を使うときの注意

● 手や指など、体には使用しないでください。

● 必ず換気をしながら使用しましょう。

● 目に入ると大変危険です。目に入った場合、すぐに大量の水で洗い、病院を受診しましょう。

● 木材や衣服に使用した場合、変色や漂白する可能性があるので、使用しないでください。

● 金属には使用しないでください。

● 他の洗剤と混ぜると、有毒ガスが発生する場合があります。絶対に混ぜないでください。

● 製品の表示やメーカーのホームページに書かれた注意書きをしっかり守りましょう。

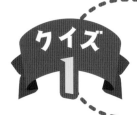
クイズ1 家の中でウイルスが たまりやすいのはどこかな？

リビング

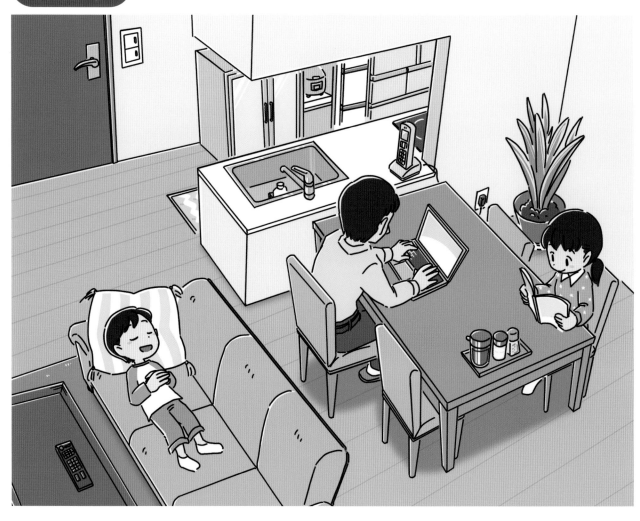

ヒント

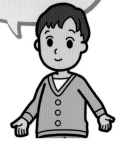
ウイルスは、みんながよくさわるところにたまりやすいんだよね。

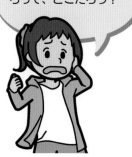
みんながよくさわるところって、どこだろう？

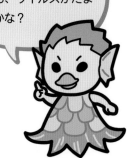
家族でいっしょに使うものにも、ウイルスがたまるのかな？

答えは 16 ページ ➔

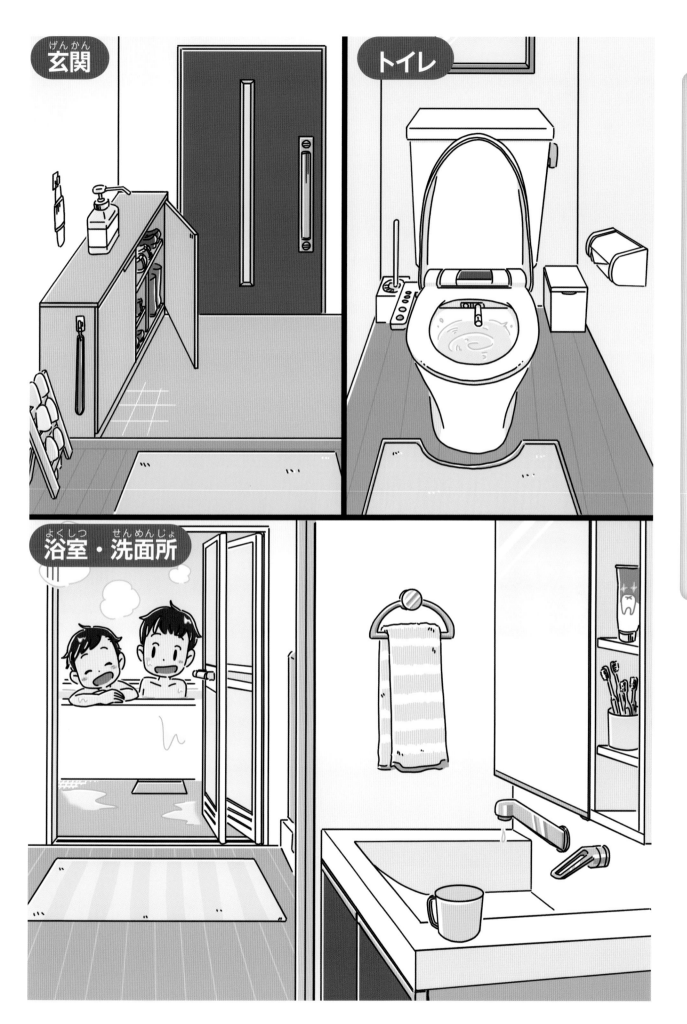

クイズ① の答え みんながさわる場所・ものに要注意！

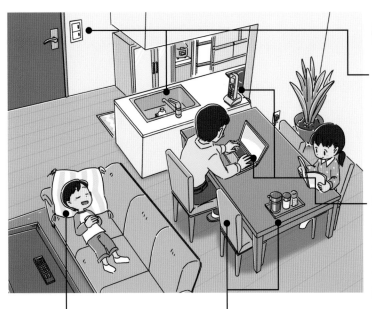

リビング

ドアノブやスイッチ、台所のじゃ口

出入り口の近くにあるドアノブや戸の取っ手、電気のスイッチなどに注意。少なくとも1日1回は消毒するようにしましょう。

電話、パソコン、リモコン

電話や家族共有のパソコン、テレビやエアコンなどのリモコンは、みんなが指先でさわるところ。特に、電話はひまつが飛ぶ可能性が高いので注意しましょう。

クッション

ソファの上にあるクッションは、みんなが手に取って動かしたり、顔をつけてねむったりすることがあるので、ウイルスがたまりやすい場所です。

テーブル、いす、調味料

テーブルやいすは、すわるときに手を置くことがあるので、上のほうにウイルスがたまりやすくなります。調味料の入った入れものなど、みんながさわるものは注意しましょう。

玄関

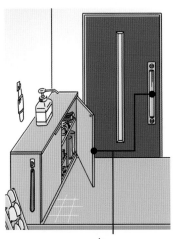

ドアや戸の取っ手

玄関のドアの取っ手やカギ、げた箱のとびらなどは、みんながさわる場所なので、ウイルスがたまりやすい場所です。

トイレ

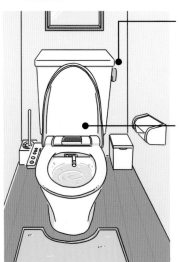

レバーやスイッチ

水を流すためのレバーやスイッチ、ウォシュレットのスイッチなどにウイルスがたまりやすくなります。

流すときはふたをしよう

ふたを閉じずに流すと、ウイルスが飛び散ってしまうことがあります。ふたを閉めてから流すようにしましょう。

ドアノブやタオル

入り口のドアノブや共有のタオルは、ウイルスがたまりやすい場所。感染が拡大しているときは、ペーパータオルを使うか、自分専用のハンカチを使いましょう。

浴室・洗面所

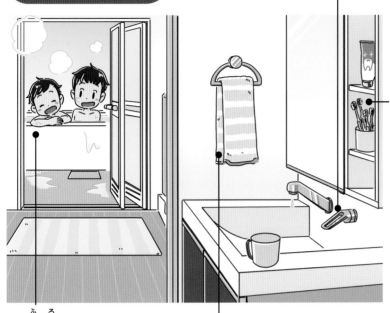

じゃ口のハンドル

水道のじゃ口のハンドル・レバーは、みんながさわるところなので、ウイルスがたまりやすい場所です。

歯みがき用のコップ・歯ブラシ

歯みがき用のコップや歯みがき粉がひとつしかなく、家族みんなで使っている場合は、ウイルスがたまりやすくなります。また、家族全員の歯ブラシを同じところに置いている場合も同じです。家族それぞれのコップを用意し、自分のコップで歯ブラシを管理してもよいでしょう。

お風呂での会話

お風呂に入るときはマスクを外しています。ひとりで入るときはいいですが、家族といっしょに入り、近くで会話をすると、ひまつが飛ぶ可能性があります。家族と入るときは、しゃべらないようにしましょう。

タオル、バスタオル

洗面所で手をふくタオルや、入浴後に使うバスタオルを家族で共有すると、ウイルスがたまりやすくなります。洗面所ではペーパータオルを使う、バスタオルは個別に用意するようにしましょう。

他に ウイルスがたまりやすい場所は？

枕カバー

ねている間に顔をつけることがある枕カバーには、ウイルスがたまっている可能性があります。家族で共有せず、個別に使うようにしましょう。

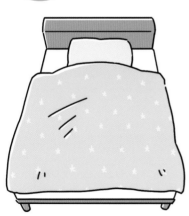

階段の手すり

階段の手すりは、家族みんながさわるので、ウイルスがたまりやすい場所です。1日1回は消毒するようにしましょう。

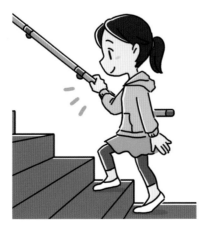

エレベーターのボタン

マンションで暮らしている場合は、エレベーターのボタンも注意しましょう。たくさんの人がさわる場所なので、さわったあとは必ず手を洗って。

新しい生活様式での遊び方

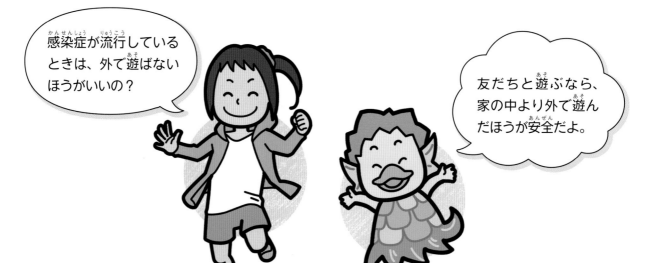

感染症が流行しているときは、外で遊ばないほうがいいの？

友だちと遊ぶなら、家の中より外で遊んだほうが安全だよ。

⚠️ 遊びに行くときに気をつけたいポイント

1 感染症の流行中は外で遊ぶ

感染症が流行している間は、友だちの家へ遊びに行ったり、自分の家へ友だちをまねいたりして遊ぶと、おたがいに感染する危険が高まります。

友だちといっしょのときは、外で遊ぶようにしましょう。公園など、車が来なくて安全なところで遊ぶのがおすすめです。

2 少人数で遊ぶ

人数が多いと、外でも密集しやすく、感染の危険が高まります。友だちと遊ぶときは、できるだけ少ない人数で集まりましょう。何人以下だとだいじょうぶということはありませんが、四人より三人、三人より二人のほうが、感染のリスクを下げることができます。

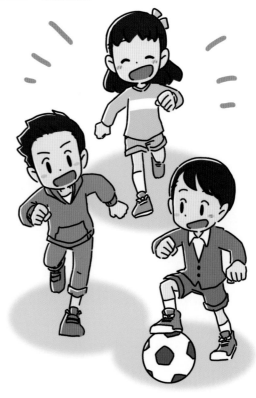

3 遊んでいる間は、なるべく顔にさわらない

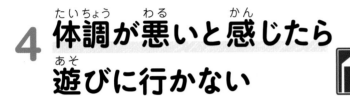

遊んでいる間は、自分でも気がつかないうちに、みんながさわるものにさわっている可能性があります。そこから、手にウイルスがくっついているかもしれないので、手を洗うまでは目をこすったり、鼻や口をさわったりしないようにします。友だちの顔にもさわらないように、注意しましょう。

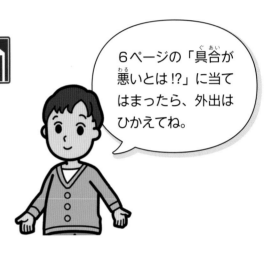

顔だけでなく、顔に近いかみの毛にもさわらないようにしよう。

4 体調が悪いと感じたら遊びに行かない

熱があるときはもちろんですが、体がだるい、せきやくしゃみが出るなど、少しでも体調が悪いと感じたら、遊びに行くのはやめましょう。

体調が悪いと自分もつらいうえに、友だちにうつしてしまう可能性があります。友だちにさそわれても、きちんと断りましょう。

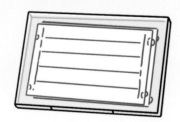

6ページの「具合が悪いとは!?」に当てはまったら、外出はひかえてね。

遊んでいる間はずっとマスクをしていないとだめ?

おにごっこのように、たくさん走る遊びをするときはマスクを外してもいいですが、マスクを外している間はできるだけしゃべらないようにしましょう。

外したマスクは、直接ポケットにはしまわずに、ビニール袋やマスク入れなどに入れましょう。

友だちとおしゃべりしてもいいの?

友だちとのきょりが、2m以上はなれているときは、マスクを外して話してもだいじょうぶですが、大声で話すのはひかえましょう。また、近くで話すときは、おたがいにマスクをつけましょう。

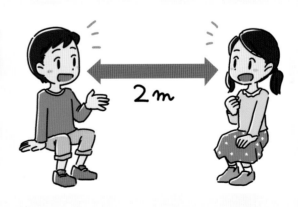

2m

クイズ 2 外で遊ぶときにしていいことは？

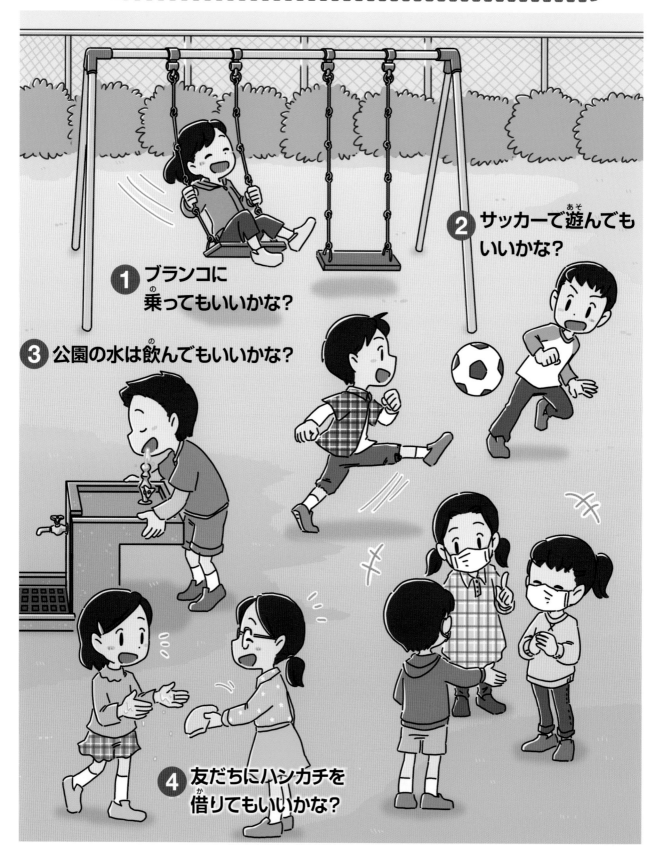

❶ ブランコに
乗ってもいいかな？

❷ サッカーで遊んでも
いいかな？

❸ 公園の水は飲んでもいいかな？

❹ 友だちにハンカチを
借りてもいいかな？

20

クイズ 2 の答え　友だちとのきょりや接触に気をつけて遊ぼう

① ブランコなどにさわったら手洗いを！

ブランコやすべり台などの公園の遊具は、みんながよくさわるものです。遊んでいるときは、手で顔をさわらないようにし、遊び終わったらすぐに手を洗いましょう。

③ 数秒間流したあとに飲もう

水道のじゃ口にウイルスがついている可能性があるので、水を出してすぐに飲むのではなく、数秒間いきおいよく水を流したあとで飲むようにしましょう。気になるようだったら、家から水筒やペットボトルに入った飲みものを持っていったほうが安全です。

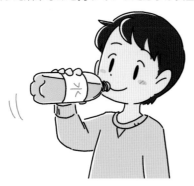

② サッカーなどのボール遊び※はしてもOK

ボールを使う遊びをしている間は、手で顔をさわらないようにし、終わったらすぐに手を洗いましょう。また、サッカーなど、激しい運動をするときは、マスクを外してもいいでしょう。特に、夏は熱中症になる危険があります。マスクを外している間は、人の近くでしゃべらないように注意しましょう。

その他の遊びは？

なわとび

ひとりでなわとびをするのは、感染の危険も低く、体力作りにもなるのでおすすめです。友だちのなわを借りたり、貸したりするのはやめましょう。

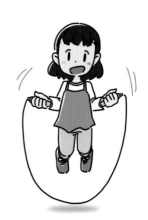

④ 貸し借りはやめよう

ハンカチの貸し借りなどは、感染のリスクを高めます。洗ってある自分専用のハンカチを、毎日必ず持ち歩くようにしましょう。

考えてみよう

友だちとおしゃべりするときは、どんなことに気をつければよかったかな？

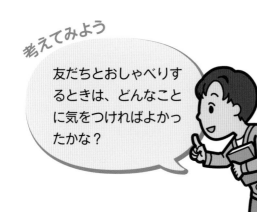

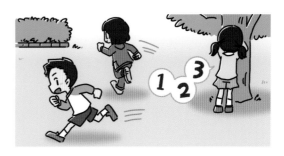

おにごっこ

おにごっこやかげふみおになど、しゃべらなくてもできる遊びなら、マスクを外して遊んでもいいでしょう。友だちにタッチするときは、首から上はさけましょう。

見てみよう！　※ボール遊び→2巻 P.17

家の中でできる遊びを考えよう

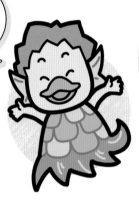

ステイホームの期間中、家の中でのいろいろなすごし方が話題になったね。

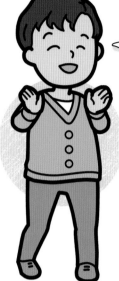

外出できないときこそ、家の中でも楽しくすごせるアイディアをためしてみるといいね！

！ 家の中で楽しくすごすアイデア

1 音楽をきいたり、読書をしたりする

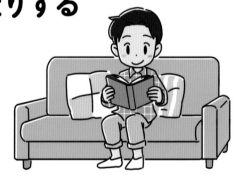

好きな音楽や、きいたことのない音楽をじっくりきいてみるとよいでしょう。音楽をかけながら体を動かしたり、部屋を片づけたりするのもいいですね。

新しい本がなくても、前に一度読んだ本を読み返してみるのもおすすめです。前に読んだときとは、感じ方がちがうことがあります。

家族の間でものの貸し借りをしてもいい？

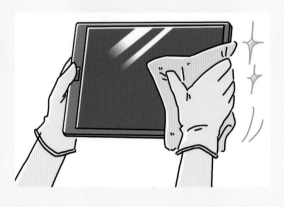

家族のスマートフォンやタブレットを借りれば、音楽をきけたり、ゲームをしたりできるという人もいるでしょう。家族に具合の悪い人がいなければ、貸し借りは問題ありません。ただし、具合の悪い人がいるときは、消毒をしてから貸し借りをしましょう。どちらの場合も、使っている間は顔をさわらないようにし、使い終わったら手を洗いましょう。

2 オンラインで 友だちとおしゃべり

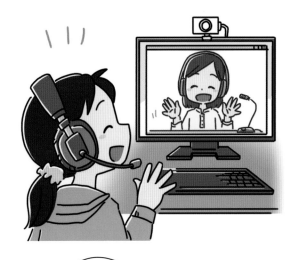

インターネットを使って、オンラインで友だちと顔を見ながらおしゃべりすることができます。オンラインといっても、いろいろなやり方があるので、家族に相談し、設定をしてもらってから使いましょう。長時間の使用は、相手の家族や自分の家族にも迷わくがかかるので、最初に時間を決めて利用するようにしましょう。

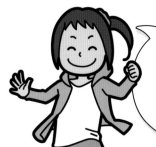

感染が流行しているときは、実際に友だちに会えないけど、オンラインで会うのも楽しいよ！

パソコンは、家族や相手の迷わくにならない使い方を心がけよう！

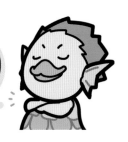

学べる！ 遊べる！ おすすめサイト

楽しみながら学ぶことができるインターネットのウェブサイトを紹介します。

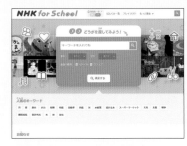

NHK for School
https://www.nhk.or.jp/school/

学校の授業でも使われているNHKの番組を、家庭でも楽しめるサイトです。各教科の内容に合わせた10分程度の動画が多数あります。国語、算数、理科、社会、英語だけでなく、道徳、生活科、実技の動画もあるので、はば広く学ぶことができます。

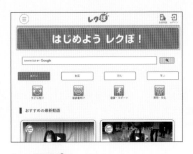

レクぽ
https://www.recreation.jp/

公益財団法人日本レクリエーション協会が運営するサイトで、子ども向けの室内遊びをはじめ、さまざまな遊びのやり方について紹介しています。室内で身近な材料を使った工作についても紹介されているので、取り組んでみるのもよいでしょう。

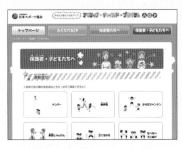

アクティブ・チャイルド・プログラム（JSPO-ACP）
https://www.japan-sports.or.jp/Portals/0/acp/

アクティブ・チャイルド・プログラムとは、子どもが発達段階に応じて身につけておきたい動きを習得するためのプログラムです。楽しみながら積極的に体を動かす方法や、ソーシャルディスタンス（※）を保ちながら遊ぶ方法を多数紹介しています。

見てみよう！ ※ソーシャルディスタンス→ 2巻 P.10

3 身近なものを使って遊ぼう

　家ですごす時間が長いときは、家にある身近なものを使って遊びましょう。工夫次第で、さまざまな遊びをすることができます。

　ステイホーム中は、運動不足になりがちですから、家でできる体を使う遊びに挑戦してみましょう。

\ 自宅で、家族でチャレンジ /

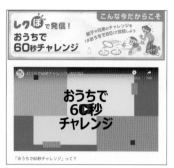

レクぽで発信！
おうちで60秒チャレンジ！

https://www.recreation.jp/challenge

自宅で、家族でチャレンジした動画をTwitter に投稿し、秒数や回数をきそうランキングに挑戦することができます。

新聞じゃんけん

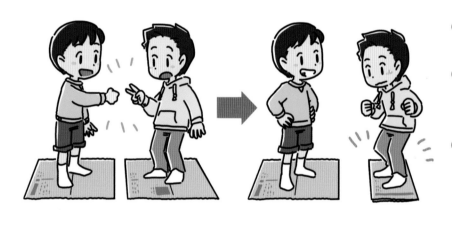

遊び方

❶二人組になり、新聞の上に乗りましょう。

❷じゃんけんをして、負けた人は新聞を半分に折って、その上に乗ります。

❸くり返して、新聞が小さくなって乗れなくなった人が負けです。

ペットボトルキャップキャッチ

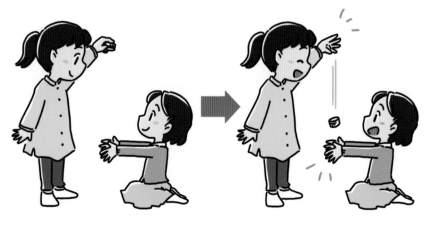

遊び方

❶二人組になり、ひとりはペットボトルのキャップを持って立ちます。

❷もうひとりは、立っている人の足もとにすわりましょう。

❸立っている人が、好きなタイミングでペットボトルのキャップを落とします。すわっている人は、キャップを取れたら勝ちです。

手おしずもう

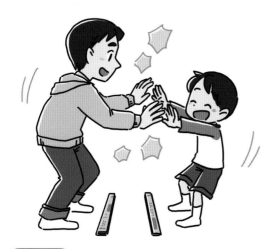

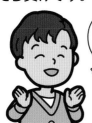
遊び方

❶二人組になり、向かい合って立ちます。
❷スタートの合図で、おたがいのてのひらで
　おし合いましょう。
❸足が動いたり、バランスをくずしてたおれ
　てしまったりしたら負けです。

家族で楽しめる遊び
を考えてみよう！

遊ぶときに気をつけること

❗具合が悪いときは遊ばない

　熱がある、体がだるい、せきやくしゃみ、
鼻水が出るなど、具合が悪いと感じるとき
は、遊ばないようにしましょう。

❗けがをしないように片づけてから

　家の中には、体育館とちがって、いろいろ
なものがあります。ものを片づけたり、いす
をよせたりするなど、体を動かすためのス
ペースを確保してから遊びましょう。

❗遊ぶ前後はしっかり手洗い

　家族とふれあったり、共通のものをさ
わったりするので、遊ぶ前と遊んだあとは、
しっかり手を洗いましょう。

3巻

どうやって遊ぶ？

新しい生活様式での遊び方

✏ オリジナルの遊びを考えてみよう

遊びタイトル
_____

用意するもの
- ☐
- ☐
- ☐
- ☐
- ☐
- ☐
- ☐

遊び方
❶
❷
❸
❹
❺
❻
❼

※コピーして使おう。

25

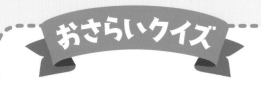

① 家族の中に具合の悪い人がいない場合でも、
家の中でマスクはつけっぱなしにしなきゃだめ？

Ⓐ もちろんつけっぱなし！　Ⓑ つけなくてよい

---

② 帰宅したとき、消毒できないカバンは
どこに置いておくといい？

Ⓐ リビング

Ⓑ 玄関

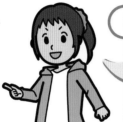

ヒント

家の中にウイルスを持ちこまない
ためには……？

---

③ 友だちと外で遊ぶとき、
サッカーなどのボール遊びはしてもいい？

Ⓐ していい　Ⓑ したらだめ

---

④ 具合の悪い人が家族にいるとき、
家族間でのものの貸し借りはしてもいい？

Ⓐ していい

Ⓑ したらだめ

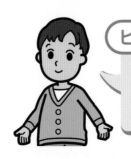

ヒント

貸し借りの前後に何かを
すればよかったような……。

1 答え

2 答え

3 答え

4 答え

おさらいクイズ の答え

❶ B　8ページをおさらいしよう

家の中に具合の悪い人がいないときは、マスクを外してもよいでしょう。具合の悪い人がいる場合でも、同じ部屋にいないときはマスクを外してもかまいません。

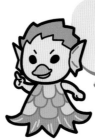

同じ部屋に具合の悪い人がいるときは、マスクをつけよう。

❷ B　7ページをおさらいしよう

ランドセルのような革製のカバンは、素材をいためてしまうので、消毒することができません。しかし、外出中にウイルスがくっついている可能性があるので、カバンは玄関の近くに置き、部屋の中まで持ちこまないようにしましょう。

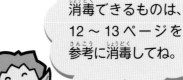

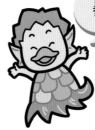

消毒できるものは、12～13ページを参考に消毒してね。

❸ A　21ページをおさらいしよう

ボール遊びはしてもかまいません。ただし、遊んでいるときは首から上をさわらないこと、終わったら手を洗うことを忘れないようにしましょう。友だちの首から上も、さわらないように気をつけましょう。

❹ A　22ページをおさらいしよう

具合の悪い人が家族にいる場合も、対策をしっかり行えば貸し借りは問題ありません。使う前には必ず消毒をして、使っている間は顔をさわらないようにしましょう。

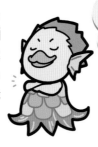

使い終わったら手洗いを忘れずにしようね!

感染症に負けない体を作ろう

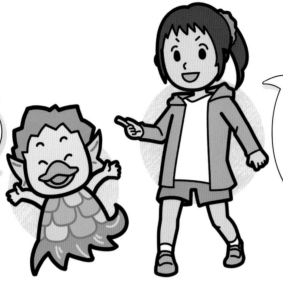

感染症に負けない体とは、病気になりにくい体ということだよ。

十分な食事やすいみんをとり、規則正しく生活することが重要なんだって。特別なことをするのではなく、いつも通りの生活を毎日きちんと送ることが大切なんだね。

免疫って何だろう？

　人の体には、病気のもとが体内に入らないようにしたり、入ってしまった病気のもとや、病気に感染してしまった細胞を追い出したりする働きがあります。

　このように、もともと自分の体にはないものを異物として見つけ出し、追い出すのが免疫という仕組みです。

正常な免疫

病気のもとや異物を追い出す。

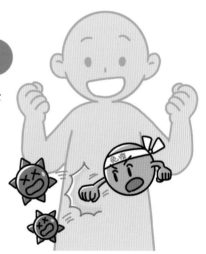

免疫が異常になると……

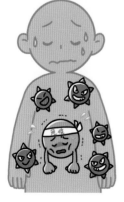

免疫不全

免疫の力が低くなり、病気のもとから体を守る機能が低下する。

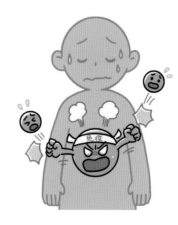

アレルギー

異物に対する免疫の反応が大きすぎて、自分の体に悪いえいきょうをあたえる。

食事

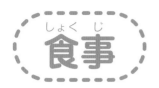

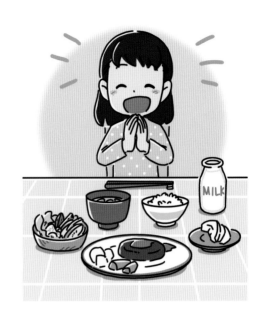

バランスよく食べる

特別な食材にかたよることなく、肉、魚、野菜、果物、炭水化物、乳製品など、あらゆるものをバランスよくしっかり食べることが重要です。

また、成長期の子どもと大人、高齢者では、必要な量はちがいます。年齢や性別に合わせた適度な量を食べるようにしましょう。

クイズ3 当てはまるのはどれ？

栄養バランスのとれた食事とは、主食、主菜、副菜などがそろった食事のことをいいます。

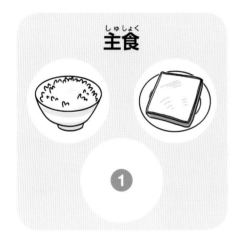

主食

①

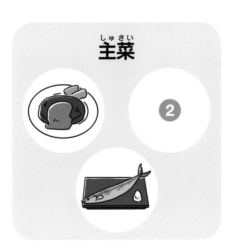

主菜

②

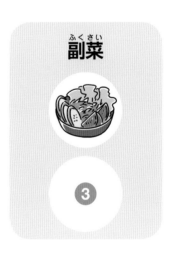

副菜

③

乳製品

④

果物

①〜④に当てはまる絵はどれ？

チーズ

スパゲティ

みそ汁

目玉焼き

答えは 30 ページ ➡

クイズ3の答え

① 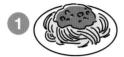	② 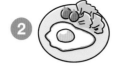	③ 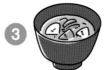	④ 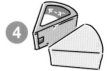
スパゲティ	目玉焼き	みそ汁	チーズ

主食・主菜・副菜の他に乳製品や果物も食べることで、健康的な体が作られるよ。

主食・主菜・副菜などって？

主食	主菜	副菜	乳製品	果物
・ご飯　・パン ・パスタ ・ラーメン ・そば　など	・肉料理 ・魚料理 ・卵料理 ・大豆料理　など	・野菜 ・きのこ ・海藻　など	・牛乳 ・ヨーグルト ・チーズ　など	・みかん ・りんご ・かき ・ぶどう　など

❗ 気をつけるポイント

☑ 朝食をぬかない

　朝食には、脳と体を目覚めさせる効果があります。特に、ご飯などの主食には、脳の栄養源であるブドウ糖が多くふくまれているので、しっかり食べる必要があるのです。

　朝食を食べないと、午前中、頭がボーッとしてしまうことがあります。朝から元気にすごすためにも、毎日しっかりと食べましょう。

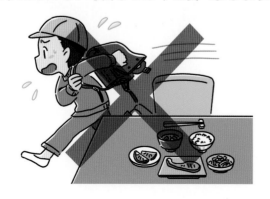

☑ よくかんで食べる

　時間がないからといって、よくかまずに飲みこんでしまうと、おなかが痛くなることがあります。これは、胃腸への負担が大きいためです。また、つい食べすぎてしまって、肥満につながることもあります。食べ物をよくかむと、消化がしやすくなり、胃腸の負担が減って、元気にすごすことができますよ。

ごっくん

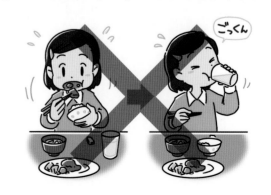

すいみん

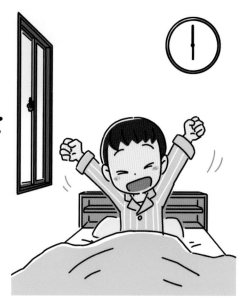

早寝早起きで、よいすいみんを

　すいみん不足が続くと、免疫の機能が低下し、病気にかかりやすくなってしまいます。早寝早起きをしていると、体の本来のリズムが整い、ぐっすりねむれるようになります。ねる前のすごし方にも注意して、よいすいみんをとるようにしましょう。体のリズムをくずさないように、休みの日もいつもと同じ時間に、寝起きするようにしましょう。

！気をつけるポイント

✕ 夜ふかしをしない

夜ふかしをすると、朝早く起きられず、体のリズムがくるってしまいます。昼寝をしすぎると夜ねむれなくなるので、気をつけましょう。

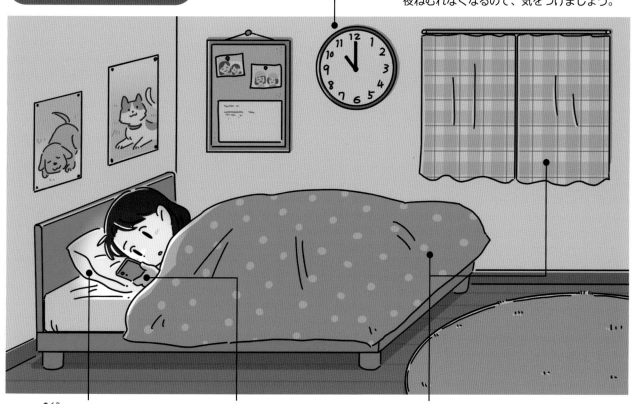

◯ 枕は頭の高さに合うものを

枕の高さが合っていないと、よくねむれないことがあります。高すぎたり、低すぎたりしていないか、家族に見てもらいましょう。

✕ ねる前にスマホをさわらない

スマートフォンやパソコンの画面の光はブルーライトとよばれるものですが、これを見ていると脳が活発になってしまい、ねむれなくなるので注意しましょう。

◯ カーテンやふとんカバーは青色がおすすめ

青色には、気持ちを落ち着かせる効果があります。カーテンやふとんカバーのように、大きな面積をしめるものに青色を使うと、よくねむれるといわれています。

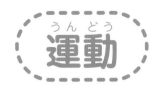

運動

運動をして体力作り

外出を自しゅくしていると、どうしても運動不足になり、子どもでも肥満になることがあります。最近は子どもの肥満が増え、問題視されています。肥満になると、感染症をはじめ、さまざまな病気にかかる可能性が高まってしまいます。ステイホーム中も適度な運動をして、肥満防止と運動不足解消に努めましょう。

☑ 体調が悪いときは行わない

熱がなくても、体がだるい、せきやくしゃみが出るなど、少しでも体調が悪いと感じるときは、運動するのはやめておきましょう。

☑ 首から上にはさわらない

運動している最中は、自分の顔はもちろん、いっしょに運動している家族の首から上にもさわらないようにしましょう。

ひとりで運動

ラジオ体操

音楽に合わせ、ひとつひとつの動きを大きくていねいにやってみましょう。数分でも、十分体が温まってきます。

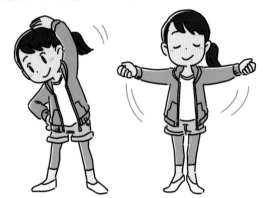

両足回りとび

両足でぐるっと回転しながらとびます。両足できれいに着地しましょう。転ばないように気をつけて！

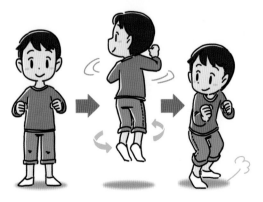

親子で運動

上体起こし

ひざを90度に曲げ、軽くにぎった両手を胸の前で交差させます。両足をしっかりおさえてもらい、背中を床につけた状態から起き上がります。30秒間に何回できたかを数えましょう。

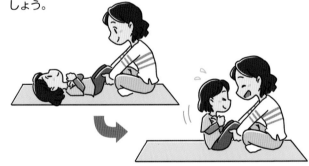

片方しゃがみ立ち

二人で向かい合って手をつなぎ、片足で立ちます。そのままいっしょにしゃがんでから、立ち上がります。バランスをくずして転んだりけがをしたりしないよう、無理は禁物！

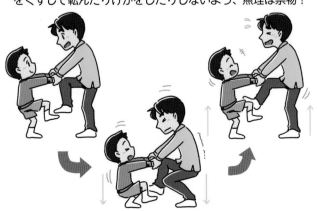

ストレス

ストレスも体の不調のもと

ストレスがたまると、心と体にえいきょうが出ます。体のバランスを整えることが難しくなり、病気になりやすくなってしまうのです。感染症が流行すると、不安な日々が続き、知らずにストレスがたまっていることがあるため、リラックスできる方法を知っておきましょう。

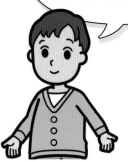

ストレスを解消する方法はいろいろあるから、自分に合うものを見つけよう。

ストレスを軽くするために……

お風呂にゆっくりつかる

38〜40℃の少しぬるめのお湯にみぞおちまでつかり、20〜30分の間、ゆっくり温まります。体のしんまで温まり、ぐっすりねむることができます。お風呂からあがったら、水分補給を忘れないようにしましょう。

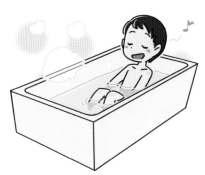

深呼吸をする

ゆっくりと大きく息を吸って、同じようにゆっくりはくと、気持ちが落ち着いてきます。ラジオ体操の深呼吸のように、手も動かしながら行うと、よりリラックスできます。

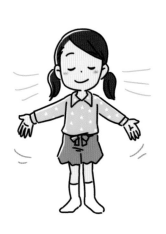

なやみを話す※

なやんでいることがあったら、家族に話してみましょう。聞いてもらうだけで心が軽くなるときがあります。また、人に話すことを通して自分の気持ちが整理され、落ち着くこともあります。

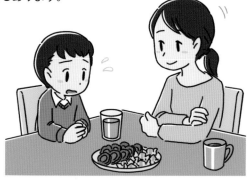

✏ あなたのストレス解消法を書いて、発表してみよう。

※コピーして使おう。

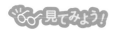
見てみよう！

※だれかに相談しよう→1巻54ページ

こんなときはどうする？

<ruby>自<rt>じ</rt></ruby><ruby>宅<rt>たく</rt></ruby><ruby>療<rt>りょう</rt></ruby><ruby>養<rt>よう</rt></ruby><ruby>者<rt>しゃ</rt></ruby>、<ruby>濃<rt>のう</rt></ruby><ruby>厚<rt>こう</rt></ruby><ruby>接<rt>せっ</rt></ruby><ruby>触<rt>しょく</rt></ruby><ruby>者<rt>しゃ</rt></ruby>が<ruby>家<rt>か</rt></ruby><ruby>族<rt>ぞく</rt></ruby>にいたら？

→ <ruby>家<rt>か</rt></ruby><ruby>族<rt>ぞく</rt></ruby><ruby>間<rt>かん</rt></ruby>で<ruby>感<rt>かん</rt></ruby><ruby>染<rt>せん</rt></ruby>しない<ruby>対<rt>たい</rt></ruby><ruby>策<rt>さく</rt></ruby>をしよう

<ruby>濃<rt>のう</rt></ruby><ruby>厚<rt>こう</rt></ruby><ruby>接<rt>せっ</rt></ruby><ruby>触<rt>しょく</rt></ruby><ruby>者<rt>しゃ</rt></ruby>とは？

感染症に感染していると診断された患者とともに暮らしている家族や、適切な対策をしないでその患者を診察、看護、介護した人、患者のひまつなどに直接ふれた可能性の高い人などが濃厚接触者とされています。

濃厚接触者＝
感染者ではないよ！

新型コロナウイルス感染症の
濃厚接触者は……

感染者とウイルスが
うつる可能性が
ある期間※に

◎1m以内
◎15分以上

マスクをせずに
接触した人のこと

※ウイルスがうつる可能性があるのは、発症2日前から入院などをした日までとされています。

⚠ <ruby>家<rt>か</rt></ruby><ruby>族<rt>ぞく</rt></ruby>に<ruby>自<rt>じ</rt></ruby><ruby>宅<rt>たく</rt></ruby><ruby>療<rt>りょう</rt></ruby><ruby>養<rt>よう</rt></ruby><ruby>者<rt>しゃ</rt></ruby>、<ruby>濃<rt>のう</rt></ruby><ruby>厚<rt>こう</rt></ruby><ruby>接<rt>せっ</rt></ruby><ruby>触<rt>しょく</rt></ruby><ruby>者<rt>しゃ</rt></ruby>がいるときの<ruby>注<rt>ちゅう</rt></ruby><ruby>意<rt>い</rt></ruby>

1 <ruby>部<rt>へ</rt></ruby><ruby>屋<rt>や</rt></ruby>を分けるのがベスト

感染者は、個室でひとりですごし、食事もそこで取るのが理想です。しかし、部屋数が足りないなどの理由からいっしょの部屋ですごす場合は、感染者も感染者以外の家族も、必ずマスクをつけましょう。その場合は、きょりを2m以上とって、十分に換気をします。

＼食事も個室でするのがベスト／

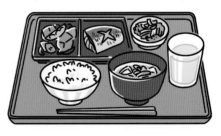

2 <ruby>共<rt>きょう</rt></ruby><ruby>有<rt>ゆう</rt></ruby><ruby>部<rt>ぶ</rt></ruby>の<ruby>消<rt>しょう</rt></ruby><ruby>毒<rt>どく</rt></ruby>をする

感染者が個室ですごしている場合でも、トイレや洗面所、浴室といった共有部を使用することになります。共有部のドアノブやスイッチなどは、こまめに消毒するようにしましょう。また、感染者がいるときは、トイレや洗面所には、使い捨てのペーパータオルを置きましょう。

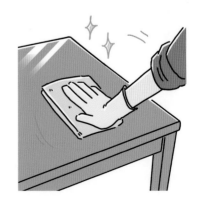

3 手洗いや換気をする

家族に感染者がいるときも、手洗いと換気が重要です。
特に感染者が個室にいられない場合は、常に窓や戸を開け放っていたほうが、家族が感染するリスクを下げられます。
消毒をしていても、ウイルスにさわってしまうこともあるので、こまめに手を洗いましょう。

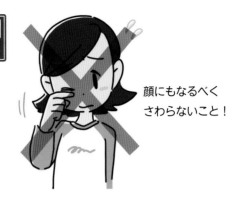

顔にもなるべくさわらないこと！

マスクはずっとつけていたほうがいいの?

感染者と同じ部屋にいるときは、マスクをつけましょう。食事のときは外さないといけませんから、感染者とは食事のタイミングをずらします。感染者がいない部屋にいるときは、マスクを外してもいいでしょう。

洗たく物や食器は分けたほうがいいの?

感染者が使用した衣類やタオル、食器などは、他の人のものと分けることなく、いつも通りに洗って問題ありません。ただし、汗などでよごれたものを洗うときは手袋とマスクをつけ、洗ったら完全にかわかしましょう。

自分が感染したら

個室ですごす場合は、マスクをつけ、なるべく部屋の中にいるようにし、世話をしてくれる家族以外とは接しないようにしましょう。

みんなで使う場所のドアノブや、スイッチなどにさわる場合は、さわる前とあとに手を消毒します。家の中の数か所に消毒液を置いておくといいですね。

個室ですごせないときは、他の家族とのきょりを2mあけてすごしましょう。

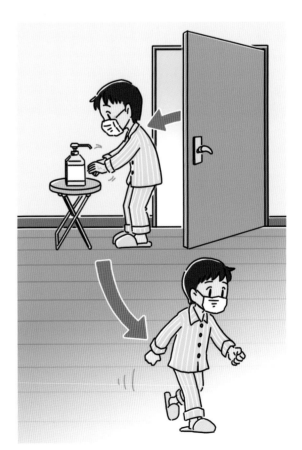

!! お風呂は最後に入ろう

感染者は、体調がそれほど悪くなく、お風呂に入れそうなときは、他の家族が入ったあと、最後にひとりで入りましょう。

ペットと暮らしている人は？

➡ 接し方に気をつければ、心配はいらない！

人からペットにうつる病気

　新型コロナウイルス感染症が流行しているとき、新型コロナウイルスがペットにも感染する危険が話題となりました。このように、感染症の中には、人からペットへ、ペットから人へうつる可能性のある病気があります。とはいえ、心配しすぎることはありません。正しい接し方さえ知っていれば、ペットとともに楽しく安全に暮らすことができます。

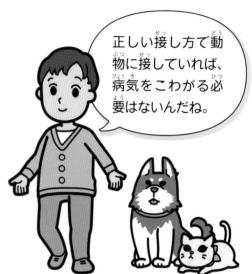

正しい接し方で動物に接していれば、病気をこわがる必要はないんだね。

クイズ4 まちがっているのはどこ？

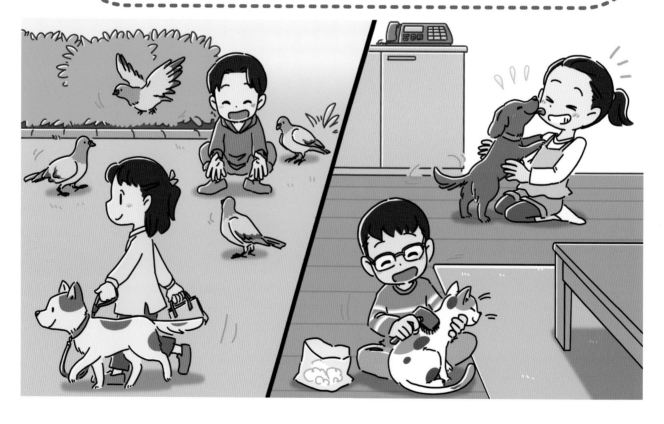

クイズ 4 の答え

✕ 野生動物にさわったらだめ

公園にいるハトやのらねこなど、野生動物は病気を持っている可能性があります。おとなしくても、さわってはいけません。

また、野生動物に近よるとけがをすることもあるので、近づかないようにしましょう。

✕ スキンシップのしすぎはだめ

犬に飛びつかれて、口をべろべろとなめられるのは注意が必要です。口を開けないようにし、顔をそらしましょう。犬やねこに手をなめられたときは、その手でおやつを食べたりせず、すぐに手を洗いましょう。

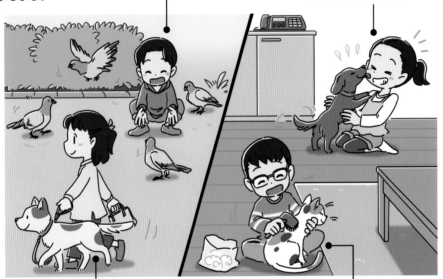

○ 散歩はOK、ドッグランはひかえよう

感染症の流行中でも、ペットと散歩するのはよいでしょう。混み合う時間をさけて行えば、より安全です。ただし、ドッグランの利用は、人とのきょりをとるのが難しい場合もあるので、さけたほうがいいかもしれません。

○ ブラッシングやシャンプーでペットの体を清潔に

感染症の流行中かどうかにかかわらず、ペットの体はいつも清潔にしてあげましょう。定期的にシャンプーやブラッシングをしてよごれを落とします。そのとき、体に何か異常がないか確認するようにしましょう。

新型コロナウイルスは人からペットに感染するの？

海外の国々で、新型コロナウイルスについて、人からペットに感染したという例が報告されています。また、デンマークなどでは、ミンクから人へ感染した例も報告されています。ペットにさわる前とさわったあとには、よく手を洗い、感染のリスクを減らしましょう。

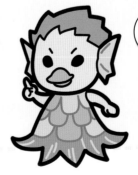

正しい接し方をして、手洗いをちゃんとすればだいじょうぶ！

感染症に負けるな！

すごろく

遊び方
- じゃんけんで順番を決めよう。
- スタートのマスにコマを置いたら開始！
- 最初にゴールのマスにたどり着いた人の勝ちだよ。
- コマは消しゴムやマスコットを使ってね。

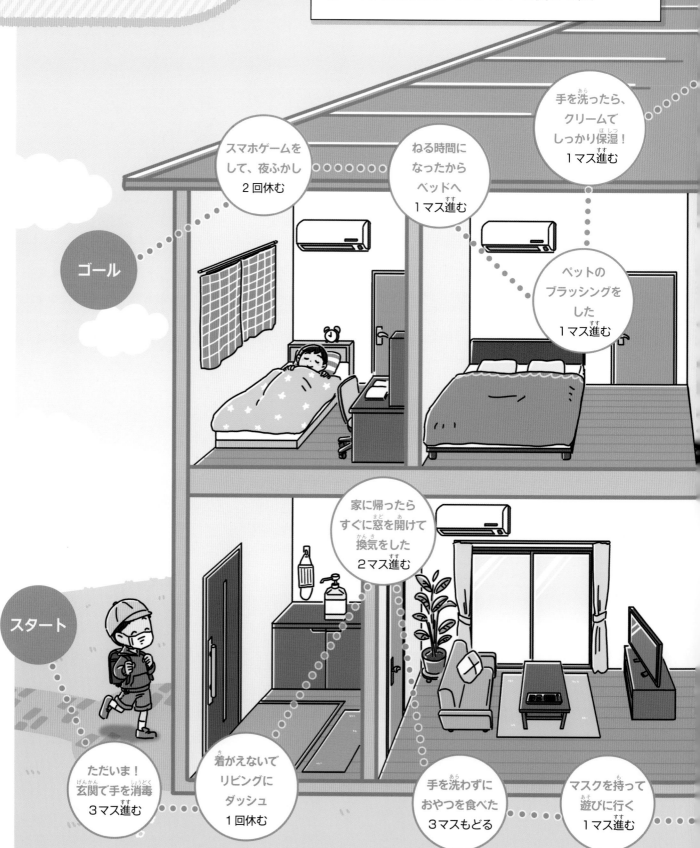

手を洗ったら、
クリームで
しっかり保湿！
1マス進む

ねる時間に
なったから
ベッドへ
1マス進む

スマホゲームを
して、夜ふかし
2回休む

ゴール

ペットの
ブラッシングを
した
1マス進む

家に帰ったら
すぐに窓を開けて
換気をした
2マス進む

スタート

ただいま！
玄関で手を消毒
3マス進む

着がえないで
リビングに
ダッシュ
1回休む

手を洗わずに
おやつを食べた
3マスもどる

マスクを持って
遊びに行く
1マス進む

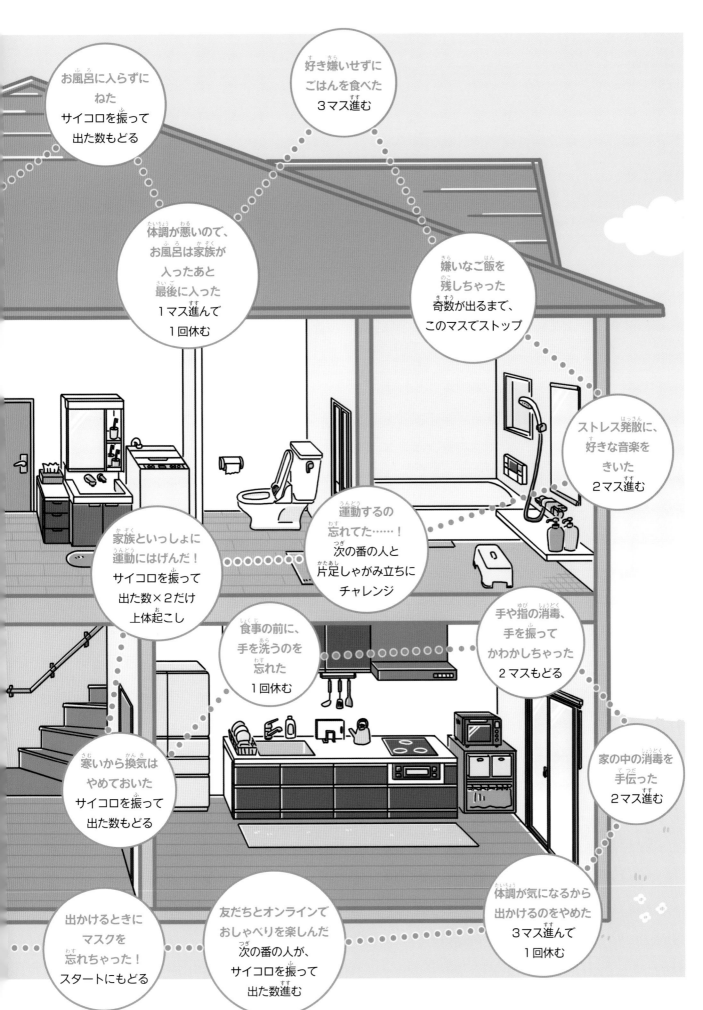

お風呂に入らずにねた
サイコロを振って出た数もどる

好き嫌いせずにごはんを食べた
3マス進む

体調が悪いので、お風呂は家族が入ったあと最後に入った
1マス進んで1回休む

嫌いなご飯を残しちゃった
奇数が出るまで、このマスでストップ

ストレス発散に、好きな音楽をきいた
2マス進む

家族といっしょに運動にはげんだ！
サイコロを振って出た数×2だけ上体起こし

運動するの忘れてた……！
次の番の人と片足しゃがみ立ちにチャレンジ

手や指の消毒、手を振ってかわかしちゃった
2マスもどる

食事の前に、手を洗うのを忘れた
1回休む

寒いから換気はやめておいた
サイコロを振って出た数もどる

家の中の消毒を手伝った
2マス進む

出かけるときにマスクを忘れちゃった！
スタートにもどる

友だちとオンラインでおしゃべりを楽しんだ
次の番の人が、サイコロを振って出た数進む

体調が気になるから出かけるのをやめた
3マス進んで1回休む

さくいん

監修

日本感染症学会専門医

佐藤昭裕

KARADA内科クリニック院長。医学博士。日本感染症学会専門医。総合診療医として全身の幅広い診療と、感染症専門医としてHIV感染症や結核、マラリアなどの診療に加え、集中治療、院内感染対策、ワクチン診療などに従事。「東京都感染症マニュアル2018」や「感染症クイック・リファレンス」などの作成に携わる。東京医科大学病院感染症科医局長や東京医科大学茨城医療センター感染制御部部長、感染症科科長などを歴任し、現職に至る。 著書『感染症専門医が普段やっている 感染症自衛マニュアル』（SBクリエイティブ）

参考文献

『感染症専門医が普段やっている 感染症自衛マニュアル』（SBクリエイティブ）
『病気がみえる vol.6 免疫・膠原病・感染症』（メディックメディア）

カバー・キャラクターイラスト　カワモトトモカ
イラスト　　　佐田みそ
デザイン　　　高橋里佳、桑原菜月（Zapp!）
DTP　　　　　茂呂田剛（M&K）
執筆　　　　　たかはしみか
編集　　　　　株式会社スリーシーズン（松本ひな子、永渕美加子）
校正　　　　　株式会社夢の本棚社
出典　　　　　(公財) 日本スポーツ協会／p23 アクティブ・チャイルド・プログラム (JSPO-ACP) https://www.japan-sports.or.jp/Portals/0/acp/
　　　　　　　(公財) 日本レクリエーション協会／p23 レクぽ https://www.recreation.jp/
　　　　　　　　　　　　　 p24 レクぽで発信！ おうちで60秒チャレンジ！ https://www.recreation.jp/challenge

知っておきたい！

新しい生活様式 ❸
自宅での感染予防と新しい生活様式

2021年4月1日　初版発行

監修　　　佐藤昭裕
発行者　　岡本光晴
発行所　　株式会社あかね書房
　　　　　〒101-0065　東京都千代田区西神田3-2-1
　　　　　☎03-3263-0641（営業）　03-3263-0644（編集）
印刷所　　株式会社精興社
製本所　　株式会社難波製本

NDC 498
監修　佐藤昭裕
知っておきたい！ 新しい生活様式 ③
自宅での感染予防と新しい生活様式
あかね書房　2021　40P　31×22㎝

知っておきたい！新しい生活様式

監修／佐藤昭裕（日本感染症学会専門医）